Hämorrhoiden

Endlich schmerzfrei – Hämorrhoiden einfach, schnell & dauerhaft loswerden

◀ ▶

INHALTSVERZEICHNIS

Einleitung

„Die beste Hämorrhoiden-Behandlung ist eine frühe Behandlung!“

Hämorrhoiden sind eine der quälendsten und lästigsten gesundheitlichen Probleme, unter denen jemand leiden kann. Auch wenn sie innerhalb einer kurzen, schmerzhaften Zeitspanne weggehen sollten, kann sich die Schwere des Problems vertiefen, wenn Sie nichts dagegen tun. Um das Problem zu verringern, ist eine effiziente Behandlung in der Anfangsphase notwendig.

Wir haben das Thema Hämorrhoiden vollständig jedoch mit Fingerspitzengefühl analysiert, um alle Antworten auf Ihre Fragen, Ängste und Nöte zu beantworten.

Eine schnelle Online-Suche zeigt, dass viele Menschen unter schmerzhaften und nervenden analen Juckreiz und Brennen leiden und alle auf der Suche nach einer schnellen und unkomplizierten Heilung sind. „Hämorrhoiden sind peinlich“ denken die Betroffenen. Wie sich jedoch herausstellt, fühlen sich die meisten Menschen genauso wie Sie. Es ist wichtig die Hämorrhoiden wahrzunehmen und erste Schritte zu einer kurzfristigen Heilung anzugehen, wenn Sie Symptome von Hämorrhoiden, insbesondere Blutungen, Blut im Stuhl und Juckreiz am Anus, erkennen.

Die Verlegenheit verstehen

Wir reden einfach nicht über Probleme "da hinten". Sie haben wahrscheinlich nie Ihre Hämorrhoiden oder andere Sorgen mit Ihrem Partner oder Ihren engsten Freunden besprochen. Sie werden erstaunt sein, wir viele Menschen unter Hämorrhoiden leiden. Es ist ein häufiges Problem und ein Grund, warum Menschen so lange durch schmerzhafte und störende Symptome leiden. Überwinden Sie Ihre Scham, seien Sie offen und gestehen Sie sich die Erkrankung ein. Sie ist nicht dauerhaft, aber je weniger Sie sich darum kümmern; desto mehr Zeit und Aufwand werden Sie für die Hämorrhoiden-Behandlung benötigen.

Die drei Stufen einer Hämorrhoiden-Behandlung bestehen aus einer ballaststoffreichen Ernährung, Bewegung und viel Wasser trinken. Denken Sie immer daran, bevor Sie etwas experimentieren, finden Sie die Ursache Ihrer Hämorrhoiden und entscheiden Sie dann über die Behandlung. Durch das Lesen dieses Ratgebers erhalten Sie ein besseres Verständnis für die Ursachen und Behandlungsmethoden. Mit einer Vielzahl an Hausmitteln und Anwendungshinweisen, Tipps zur Hämorrhoiden-Therapie, Arbeit, Sport, Ernährung und unkomplizierten Soforthilfemaßnahmen geben wir Ihnen einen informativen Wegbegleiter an die Hand.

Fangen Sie damit an, sich von Ihren Hämorrhoiden zu verabschieden.

Ich wünsche Ihnen alles Gute!

Für den Fall, dass die Symptome länger anhalten oder kein Zeichen der Heilung zeigen, ist es ratsam einen Arzt aufzusuchen.

Was sind Hämorrhoiden

Hämorrhoiden sind Gewebekissen, die aus Blutgefäßen und glatten Muskeln bestehen. Ähnlich wie anzügliche Witze am Esstisch, sind Gespräche über Hämorrhoiden. Eine Tatsache ist aber, fast ein Jeder hat sie. Es wird jedoch unangenehm, wenn die Hämorrhoiden chronisch werden.

Jeder hat Hämorrhoiden

Die Aufgabe der Hämorrhoide ist es, den analen Schließmuskel, das ist der Muskel der Ihren Anus öffnet und schließt, auszukleiden. Sollten Sie z. B. Husten, so hält ihr Schließmuskel Ihren Darmausgang verschlossen. Sie werden zu einem Problem für uns, wenn sie sich entzünden. Im Alter von 50 Jahren wird etwa die Hälfte der älteren deutschen Bevölkerung mit diesen entzündeten juckenden Ausstülpungen aus Ihrem Anus zu tun haben. Weil die meisten Menschen mit Hämorrhoiden neugierig werden, warum ihr Hinterteil juckt und sie Blut im Stuhl haben, schauen wir uns etwas genauer an, was Hämorrhoiden sind, was sie entzündet und wie wir das verhindern können.

Ihr Anus wird von einem der vielen Schließmuskeln im Körper gesteuert. Schließmuskeln sind Muskeln, die sich wie ein Ring um die vielen Öffnungen im Körper bilden, wie der Eingang und Ausgang Ihres Magens. Dies wäre der untere Schließmuskel der Speiseröhre bzw. der Schließmuskel des Magens. Indem sich ein Schließmuskel entspannt, ermöglicht er den Austritt resp. die Freisetzung von flüssigen und festen Stoffen. Gewöhnlich ist der Schließmuskeln undurchdringlich und Flüssigkeiten oder Feststoffe können nicht unkontrolliert austreten. Niemand mag es, wenn die Säure aus seinem Magen wieder aufsteigt und seine Brust sich anfühlt, als würde sie brennen!

Wie bereits erwähnt, ist Ihr Anal-Schließmuskel durch Hämorrhoiden gepolstert. Hämorrhoiden selbst befinden sich entlang des Analkanals in drei Hauptbereichen - links, rechts und hinten am Verdauungskanal und setzen sich aus elastischem Bindegewebe und glatten Muskeln zusammen. Sie sind „technisch als ein kleines Blutgefäß", wie eine Kapillare anzusehen und können, weil Blut nicht austreten kann, anwachsen. In einem entspannten Zustand übt ihr Organismus nur einen geringen Druck auf den Schließmuskel aus, der Ihren Analkanal geschlossen hält. Wenn Sie einen erhöhten Druck im Bauch haben, wie beim Niesen, wird das Blut, das durch Ihre untere Hohlvene in Ihr Herz zurückgeht, reduziert. Dies führt dazu, dass diese Gefäßpolster mit Blut aufquellen, was auf Ihren Schließmuskel drückt und so hilft, das berüchtigte Anal-Auslaufen zu verhindern. Es wird auch angenommen, dass Hämorrhoiden dafür verantwortlich sind, uns zu helfen, den genauen Inhalt dessen, was herauskommt, wie Gas gegen einen festen Stuhlgang zu bestimmen.

Wenn Ihre Hämorrhoiden chronisch anzuschwellen beginnen, verursachen sie Probleme. Sie können Symptome verursachen wie harte Klumpen, die schmerzhaft und juckend sind, das Gefühl, als ob Sie immer noch auf die Toilette gehen müssen, nachdem Sie bereits gegangen sind und schleimige Ausscheidungen oder leuchtend rotes Blut beim Stuhlgang hervorbringen.

Alles, was eine Erhöhung Ihres Bauchdrucks verursacht, kann dazu führen, dass Ihre Hämorrhoiden sich chronisch entzünden. Zu den Risikofaktoren zählen in der Hauptsache:

- Schwangerschaft
- Chronische Verstopfung
- Heben schwerer Gewichte oder Gegenstände
- Übermäßige Beschwerlichkeit beim Stuhlgang
- Adipositas und zunehmendes Alter

Glaubt man Studien, so besteht sogar die Möglichkeit, Hämorrhoiden zu vererben.

Die Arten von Hämorrhoiden

Es gibt zwei Arten von Hämorrhoiden, intern (befinden sich im unteren Rektum) und extern (sitzen unter der Haut um den Anus herum). Viele Menschen leiden gleichzeitig an äußeren und inneren Hämorrhoiden. Interne Hämorrhoiden liegen in den Auskleidungen des Rektums. Sie können sie nicht fühlen, wenn sie nicht ungewöhnlich sind groß. In der Regel klein und schmerzlos, können interne Hämorrhoiden helles rotes Blut austreten lassen, das man auf dem Toilettenpapier oder nach dem Stuhlgang sehen kann. Manche Menschen können größere innere Hämorrhoiden bekommen, welche sich aus dem Anus heraus wölben und als prolapse Hämorrhoiden bezeichnet werden. Diese größeren Hämorrhoiden können einige Irritationen verursachen und neigen oft dazu, dauerhaft aus dem Rektum auszutreten.

Externe Hämorrhoiden verlaufen unter der Haut um den Anus herum und können sehr schmerzhaft sein. Externe Hämorrhoiden sehen und fühlen sich an, wie harte Klumpen. Sie entstehen durch Blutgerinnung. Dies kann zu schmerzhaften, thrombosierten äußeren Hämorrhoide führen, die bläulich-violett aussehen und oftmals bluten.

Die vier Klassifikationen der internen Hämorrhoiden

Interne Hämorrhoiden sind in vier Klassifikationen unterteilt, jeweils abhängig vom Grad des Vorfalls der Hämorrhoiden. Grad 4 Hämorrhoiden sind hierbei die stärksten Hämorrhoiden.

1. Grad Hämorrhoiden ragen nur in den Analkanal.

2. Grad Hämorrhoiden treten während eines Stuhlgangs hervor und kehren dann zu ihrem normalen Ort zurück. Da sich Hämorrhoiden verschlechtern, ist ihr Vorfall schwerer zu kurieren.

3. Grad Hämorrhoiden erfordern manuelle Manipulation, um sie an ihren Ort zurückzubringen.

4. Grad Hämorrhoiden reduzieren sich überhaupt nicht. Die Hämorrhoiden sind permanent prolabiert und selbst wenn sie zurückgeschoben werden, bleiben sie nicht im Rektum. Die Behandlung erfolgt in diesem Fall in der Regel chirurgisch. Patienten verzögern manchmal die Behandlung, weil sie Schmerzen oder Komplikationen unbegründet befürchten, denn aufgrund moderner Methoden zur Entfernung von Hämorrhoiden wurde der Prozess einfacher und weniger schmerzhaft.

Symptome und Ursachen

Als Hämorrhoiden werden Gefäßstrukturen im Analkanal bezeichnet, die bei der Stuhlkontrolle helfen. Sie werden pathologisch oder zu Hämorrhoiden, wenn sie geschwollen oder entzündet sind. Es gibt zwei Arten von Hämorrhoiden: innere, die im unteren Rektum auftreten, und externe Hämorrhoiden, die unter der Haut um den Anus entstehen. Die genaue Ursache für symptomatische Hämorrhoiden ist nicht bekannt. Es wird angenommen, dass eine Reihe von Faktoren eine Rolle spielen: unregelmäßige Stuhlgewohnheiten (Verstopfung oder Durchfall), Bewegungsmangel, Ernährungsfaktoren (ballaststoffarme Ernährung), erhöhter intraabdominaler Druck (länger andauernde Belastung oder Schwangerschaft), Genetik, ein Fehlen von Ventilen in den Hämorrhoidalvenen und Alterung. Hämorrhoiden können in der Regel in einer einfachen Anamnese und körperlicher Untersuchung diagnostiziert werden. Eine erste Behandlung für leichte bis mäßige Hämorrhoiden besteht aus zunehmender Ballaststoffaufnahme, oraler Flüssigkeitsaufnahme zur Aufrechterhaltung der Hydratation, Paracetamol um eventuell auftretende Schmerzen zu lindern und ausreichend Ruhe.

Es gibt viele Faktoren, die Ihr Risiko für sich entwickelnde Hämorrhoiden erhöhen können:

- Geringe Ballaststoffaufnahme in Ihrer Ernährung
- Übergewicht
- Belastung während eines Stuhlgangs
- Chronische Verstopfung oder Durchfall
- Für längere Zeit auf der Toilette sitzen
- Eile und Hektik, um einen Stuhlgang zu beenden
- Schwangerschaft
- Alkoholismus
- Krankheiten: langfristige Herz-oder Lebererkrankungen, die Blutansammlungen im Bauch- und Beckenbereich verursachen können

Untersuchungsmethoden

Hämorrhoiden können neben den Schmerzen und dem Juckreiz ein Gefühl der Peinlichkeit auslösen, weshalb viele Menschen versuchen, sich selbst zu diagnostizieren und zu behandeln. Das ist auch vollkommen in Ordnung, solange es sich um einfache Form der Hämorrhoiden handelt und die Erkrankung erst gerade oder kürzlich aufgetreten ist. Sind die Beschwerden jedoch stark, so ist es wichtig, einen Arzt aufzusuchen, um eine angemessene Diagnose und Behandlung zu bekommen. Hämorrhoiden können ähnliche Symptome wie andere, ernstere Erkrankungen haben und diese sollten ausgeschlossen werden, bevor die Symptome von Hämorrhoiden angenommen werden. In den meisten Fällen können Hämorrhoiden leicht mit einer körperlichen Untersuchung diagnostiziert werden.

Wie werden Hämorrhoiden diagnostiziert

Ein Arzt kann Hämorrhoiden diagnostizieren, indem er eine Anamnese und eine körperliche Untersuchung durchführt. Dies kann eine digitale rektale Untersuchung (Einsetzen eines behandschuhten Fingers in das Rektum) einschließen, um nach inneren Hämorrhoiden zu suchen, sowie eine Rektoskopie (Einführen eines kleinen röhrenförmigen Instruments zur Untersuchung des Anus) oder Proktoskopie (Einführen eines kleinen röhrenförmigen Instruments zur Untersuchung des Anus, Analhöhle, Rektum oder Sigma).

Wenn in Ihrem Stuhl Blutspuren gefunden werden, kann Ihr Arzt eine flexible Sigmoidoskopie (eine flexible Röhre, die den Anus, das Rektum und den unteren Darm betrachtet) oder eine Koloskopie (eine dünne, flexible Röhre, die die innere Auskleidung kontrolliert) durchführen, um andere mögliche Auslöser auszuschließen. Wenn Hämorrhoiden vorhanden sind, wird Ihr Arzt den Ort und die Größe der Hämorrhoiden beurteilen und einen Behandlungsplan auf Grundlage des Schweregrads entwickeln und mit Ihnen abstimmen, welche Behandlungsschritte notwendig sind.

Vorbereitung auf einen Arztbesuch

Eine gute Kommunikation mit Ihrem Arzt ist ein wichtiger Bestandteil der Diagnose, Behandlung und einer effektiven Gesundheitsmanagementstrategie. Bevor Sie Ihren Arzt aufsuchen, notieren Sie sich die folgenden Punkte:

- Symptome, die Sie erfahren/erleben
- Wie oft treten Symptome auf
- Blutstropfen in der Toilette, auf Toilettenpapier oder im/auf dem Stuhl
- Ort und Schwere von Schmerzen oder Beschwerden, falls vorhanden
- Veränderungen in Ihrem Stuhlgang
- Eine Liste der Medikamente, die Sie nehmen und warum Sie sie einnehmen
- Fragen, die Sie während des Termins beantwortet haben möchten

Hämorrhoiden- Die Therapie

Die Behandlung und Vorbeugung von Hämorrhoiden kann oft auch in Eigenregie erfolgen, indem einfache Veränderungen des Lebensstils und der Ernährung vorgenommen werden. Dazu gehören vermehrte Ballaststoffe. Zu viele von uns essen nicht genug Ballaststoffe. Eine ballaststoffreiche Ernährung zusammen mit geeigneten, nicht koffeinhaltigen Flüssigkeiten hilft, den Stuhl weicher zu machen und sie leichter passieren zu lassen.

Zu den ballaststoffreichen Lebensmitteln gehören: Bohnen, Brokkoli, Haferkleie und frische Früchte. Beachten Sie jedoch, dass eine zu schnelle Veränderung Blähungen verursachen kann. Beginnen Sie also langsam und steigern Sie gleichzeitig Ihre Flüssigkeitsaufnahme. Sie sollten ein Maximum von 25-30 Gramm Ballaststoffe pro Tag anstreben.

Trainieren: Mäßiges Training ist gut für das Herz, die Knochen, die Muskeln, die mentale Gesundheit und kann die Darmfunktion stimulieren. Das empfohlene Maß an körperlicher Aktivität für Erwachsene ist 150 Minuten moderater Intensität aerober körperlicher Aktivität plus 2 Stunden Muskeltraining pro Woche. Die 150 Minuten wöchentliche körperliche Aktivität können in kürzere Einheiten aufgeteilt werden, mindestens 10 Minuten, die sich über die Woche verteilen: z.B. 30 Minuten mäßig intensive Aktivität 5 mal pro Woche oder nicht weniger als 20 Minuten pro Tag.

Hämorrhoiden Pflege: Sollten Sie eine Hämorrhoide haben, versuchen Sie, den Bereich nicht zu reiben. Sie können den Anus mit einem Stück feuchtem Toilettenpapier reinigen und trocken tupfen. Verwenden Sie nicht duftende Seifen ohne Farbstoffe und tragen Sie Unterwäsche aus Baumwolle, um Feuchtigkeitsansammlungen zu vermeiden.

Hausbehandlungen bei Hämorrhoiden

Behandlung leichter Fälle von Hämorrhoiden kann oft zu Hause mit Kompressen, Bädern und OTC-Produkten einschließlich Salben (für innere und äußere Hämorrhoiden) und Zäpfchen (für innere Hämorrhoiden), die in Ihrer Apotheke erhältlich sind, behandelt werden.

Um den Heilungsprozess zu beschleunigen, können diese einfachen Schritte Ihnen helfen, die durch Hämorrhoiden verursachten Schmerzen und Schwellungen zu lindern.

Hausbehandlungen umfassen:

Sitzbäder: Ein Sitzbad ist ein warmes, flaches Bad, das den Raum zwischen dem Mastdarm und der Vulva / Hodensack (Perineum) reinigt. Ein warmes 20-minütiges Sitzbad nach dem Stuhlgang kann Juckreiz, Irritationen und Krämpfe aus dem Schließmuskel lindern. Achten Sie darauf, den Analbereich vorsichtig trocken zu tupfen (nicht zu reiben), um weitere Reizungen zu vermeiden.

Kalte Kompressen: Das Auflegen einer Eispackung auf den Analbereich für 10-15 Minuten, kann 5-mal am Tag helfen, die Schwellung zu reduzieren.

Topische Erleichterung: Hämorrhoiden Cremes mit Hydrocortison oder Hamamelis können beruhigende, vorübergehende Linderung von Schmerzen und Juckreiz bieten. Eine übermäßige Verwendung von Hydrocortison kann zu einer Schwächung der Haut führen. Daher ist es wichtig, die Produkte nur so zu verwenden, wie es vorgeschrieben ist.

Ärztliche Behandlungsmaßnahmen bei Hämorrhoiden

In den meisten Fällen können Hämorrhoiden zu Hause sehr effektiv behandelt werden. Es ist durchaus möglich, dass selbst bei einer Anpassung des Lebensstils und einer intensiven Behandlung mit rezeptfreien Arzneimitteln, bewährten Hämorrhoiden-Hausmitteln oder Homöopathie, keine Besserung eintritt. Die Hämorrhoiden sind weiterhin geschwollen, schmerzen und /oder bluten stark. In diesen Fällen kann Ihr Arzt eines der folgenden Heilverfahren empfehlen:

Gummibandligatur: Eine sichere Prozedur, bei der ein kleines Gummiband um die Unterseite einer inneren Hämorrhoide herumgelegt wird. Dies wird die Durchblutung unterbrechen und dazu führen, dass die Hämorrhoide innerhalb einer Woche abfällt.

Sklerotherapie: Ein sicheres Verfahren, bei dem eine Lösung in die Hämorrhoide injiziert wird, wodurch sie schrumpft.

Koagulationstherapie: Eine sichere Prozedur, bei der Infrarotlicht verwendet wird, um die Hämorrhoiden zu härten und die Blutzirkulation in der Vene zu unterbrechen.

Hämorrhoidektomie: Dies bezeichnet die chirurgische Entfernung von Hämorrhoiden. Dieser Eingriff wird unter Vollnarkose durchgeführt, mit dem Vorteil, dass mehrere Hämorrhoiden gleichzeitig behandelt werden können. Es hat jedoch einen Nachteil darin, dass der größte Teil des Netzes von kleinen Venen entfernen wird, die den Analkanal schützten und ein natürliches Polster bieten.

Hämorrhoiden und Schwangerschaft

Ein erhöhtes Hämorrhoidenrisiko ist ein häufiger, aber sehr undankbarer Teil der Schwangerschaft. Sie fragen sich vielleicht, was Sie tun können, um sie zu verhindern und wie Sie sie behandeln können?

Was sind Hämorrhoiden und warum bekommen wir sie während der Schwangerschaft häufiger?

Hämorrhoiden sind eine Folge der erhöhten Durchblutung in der Schwangerschaft, insbesondere bei den Blutgefäßen unter der Gebärmutter. Sie treten hauptsächlich im zweiten oder dritten Trimester auf, wenn sich der Uterus zunehmend ausdehnt und die Venen im Analbereich unter Druck setzt. Diese Venen können sich erweitern und anschwellen und dann jucken, brennen und bluten.

Wie können Sie Hämorrhoiden in der Schwangerschaft verhindern?

Die drei Stufen einer Hämorrhoiden-Behandlung bestehen aus einer ballaststoffreichen Ernährung, Bewegung und viel Wasser trinken. Denken Sie immer daran, bevor Sie etwas experimentieren, finden Sie die Ursache Ihrer Hämorrhoiden und entscheiden Sie dann über die Behandlung.

Der Schlüssel zur Vermeidung von Hämorrhoiden ist die Vermeidung von Verstopfung, die zusätzlichen Druck auf Ihr Rektum während des Stuhlgangs ausübt. Um eine Obstipation zu verhindern oder zu reduzieren, sollten Sie die folgenden Hinweise beachten:

- Gehen Sie ins Badezimmer, sobald Sie das Bedürfnis verspüren. Die Verzögerung des Stuhlgangs erhöht den Druck auf die analen Blutgefäße und erhöht die Wahrscheinlichkeit von Verstopfung.
- Vermeiden Sie es, mit zu viel Kraft zu drücken und bleiben Sie nicht länger als fünf Minuten auf der Toilette, da diese Sitzposition den Analbereich stark belastet. Stellen Sie Ihre Füße auf einen kleinen Schemel, um diesem Problem entgegenzuwirken.
- Vermeiden Sie langes Stehen oder Sitzen.
- Erhöhen Sie Ihre Wasseraufnahme auf mindestens 8-10 Gläser pro Tag. Trinken Sie regelmäßig Wasser, wann immer Sie Durst haben. Ziel ist es erneut, Verstopfung vorzubeugen.
- Essen Sie ganze Früchte und Gemüse, sowie Samen und Körner (Leinsamen, Chiasamen, Hafer- oder Weizenkleie oder andere Ballaststoffe) und mischen diese in Smoothies und Getränke. Wie wäre es mit einem Blaubeer-Granatapfel-Leinsamen Smoothie?
- Wählen Sie Lebensmittel, die die Verdauung fördern: Eine gute Empfehlung sind Pflaumen, Aprikosen, Papaya, Pfirsiche, Birnen, Ananas und Feigen. Ihr Stuhl wird weicher und kann einfacher passieren.
- Bleiben sie in Bewegung: Training, oder ein einfacher Spaziergang wird „die Dinge“ intern bewegen. Bleiben Sie während der Schwangerschaft mit der Zustimmung Ihres Arztes aktiv. Denken Sie daran, die Art der Aktivität und Intensität anzupassen, während Ihre Schwangerschaft fortschreitet. Körperliche Aktivität stimuliert das Verdauungssystem, was Verstopfung vorbeugt.

Wenn Sie Hämorrhoiden haben, wie können Sie sie behandeln?

Vermeiden Sie weitere Verstopfung

- Nehmen Sie es leicht: Vermeiden Sie anstrengendes Heben und legen Sie sich hin um den Druck aus dem Verdauungstrakt zu nehmen. Das Gewicht Ihres Babys übt bereits genug Druck auf Sie aus. Lernen Sie zu Delegieren!
- Halten Sie den Bereich Ihres Rektums hygienisch - Mit feuchten WC-Tüchern anstelle von trockenem Toilettenpapier können Sie diesen Bereich sauberer halten.
- Verwenden Sie einen Hämorrhoiden Balsam: Einen natürlicher Kräuterbalsam mit keinerlei Giftstoffen, bestehend zu 100% aus kontrolliert biologischen Zutaten sollten Sie während der Schwangerschaft und danach zur sofortigen Linderung von entzündetem Gewebe idealerweise anwenden.
- Nehmen Sie zwei- bis dreimal täglich Sitzbäder in lauwarmem Wasser. Sie können Backpulver in das Wasser geben, da es hilft, den Juckreiz zu lindern.
- Wenn die Hämorrhoiden extern sind, reinigen Sie den Analbereich nach jedem Stuhlgang sehr sanft mit einem parfümfreien "Babywischtuch", feuchtem oder angefeuchtetem Toilettenpapier.
- Um den Juckreiz und eventuelle Schmerzen zu lindern, geben Sie drei bis vier Mal täglich zehn Minuten lang kalte Kompressen auf den Analbereich. Verwenden Sie Eisbeutel. Einen Eisbeutel auf Ihre thrombosierten externen Hämorrhoiden kann helfen, Juckreiz und auch Schmerzen sofort zu lindern. Es wird auch helfen, das Blutgerinnsel zu reduzieren. Halten Sie ein Tuch zwischen dem Eis und Ihrer Haut, um Hautschäden zu vermeiden.
- Tragen Sie Baumwollunterwäsche, denn Baumwolle saugt Feuchtigkeit auf, im Gegensatz zu synthetischen Fasern.
- Zur Linderung der Symptome versuchen Sie, Wattepads in Hamamelis getränkt zu verwenden.
- Wenn Sie trotz dieser Maßnahmen immer noch Probleme haben, kann Ihr Apotheker Ihnen helfen, ein Medikament zu wählen, um Ihre Symptome zu lindern.
- Wenn Sie in der Vergangenheit Hämorrhoiden hatten und Ihr Arzt zu diesem Zeitpunkt ein Medikament verschrieben hat, kann Ihr Apotheker feststellen, ob die Behandlung für Sie noch immer angemessen ist und möglicherweise Ihre Verschreibung verlängern. Zögern Sie nicht, Ihren Apotheker anzusprechen!
- Und schließlich, verzweifeln Sie nicht! Ihre Hämorrhoiden werden beginnen abzuklingen, sobald Ihr Baby geboren ist.

Gesunde Lebensgewohnheiten für Ihre Hämorrhoiden

„Es ist einfacher, Hämorrhoiden durch gesunde Lebensgewohnheiten zu verhindern, als sie zu behandeln."

Hämorrhoiden sind in der Regel kein Thema für zwanglose Konversationen. Zwischen 50 und 75 Prozent der erwachsenen Menschen können irgendwann darunter leiden. Von lästig bis geradezu schmerzhaft; die meisten Hämorrhoiden können durch eine Kombination aus Lebensstil, Ernährung und Ergänzungen wie Vitaminen und Mineralstoffen verhindert oder gelindert werden.

Nahrungsergänzungen und natürliche Produkte

Bewährte Hämorrhoiden-Hausmittel und eine Reihe von natürlichen Heilmitteln können Sie bei der Linderung und Heilung von Hämorrhoiden unterstützen.

- Kräuter wie Rosskastanie und Mäusedorn sowie Vitamin C stärken die Blutgefäße.
- Magnesium wirkt, um Wasser im Stuhl zu halten, um ihn weich zu halten und somit den Stuhlgang zu entspannen, so dass der Stuhl leichter passieren kann.
- Probiotika helfen bei der Produktion von Treibstoff für die Darmschleimhaut und halten den Darm gesund.

Die folgenden Ergänzungen und pflanzliche Heilmittel sind hilfreich bei der Prävention und / oder Behandlung von Hämorrhoiden:

- Bioflavonoide, insbesondere Diosmin und Hesperidin, die in Zitruspflanzen enthalten sind, können Blutungen reduzieren und die Symptome der Hämorrhoiden insgesamt verbessern.
- Pycnogenol, ein Extrakt aus französischer Seekiefernrinde, entspannt die Venen.
- Traditionelle pflanzliche Heilmittel wie Ringelblume, Collinsonia (Stein) Wurzel, Eichenrinde, Ulme und Hamamelis dehydrieren und schrumpfen geschwollene Hämorrhoiden und helfen gereiztes Gewebe zu beruhigen.
- Psylliumschalen- oder Weizen-Dextrinfaser-Zusätze erhöhen die Masse und erweichen den Stuhl.

Hinweis: Beginnen Sie langsam und trinken Sie mindestens 250 ml Wasser mit jedem Ergänzungsmittel und sechs bis acht Gläser Wasser den ganzen Tag über, da die Fasern anschwellen und Verstopfungen verursachen können.

Zusätzlicher Vitaminbedarf bei Hämorrhoiden

Es gibt eine Vielzahl von verschiedenen Möglichkeiten, Hämorrhoiden zu behandeln. Lernen Sie die wichtigsten Vitamine kennen und erfahren Sie die Gründe, warum Sie diese Vitamine zu sich nehmen sollten, wenn Sie an Hämorrhoiden leiden.

Vitamin C:

Dieses besondere Vitamin ist eines der wichtigsten, wenn Sie mit Hämorrhoiden zu tun haben. Vitamin-C hat eine Reihe von Arbeitsplätzen im gesamten menschlichen Körper, hilft Schäden zu reparieren, Schmerzen zu lindern und sogar Entzündungen zu reduzieren.

Es wird auch gesagt, dass Vitamin C die Stärke der Blutgefäße erhöht, so dass die Wahrscheinlichkeit, dass Hämorrhoiden wiederholt erfahren werden, ein bisschen geringer wird.

Vitamin E:

Dies wird oft topisch auf den Analbereich angewendet. Die Mehrheit der Produkte für die Behandlung von Hämorrhoiden gibt es in Form einer Creme. Die Idee von Vitamin E ist, dass es eine schützende Schicht über den Hämorrhoiden bildet. Dieser Schutz dient und hilft, einige der Entzündungen und Infektionen zu lindern.

Vitamin E-Creme sollte im Reformhaus oder in der Apotheke leicht zu erhalten sein. Versuchen Sie, diese natürlichste Creme anzuwenden, da Sie höchstwahrscheinlich nicht zu viele "unnatürliche" Produkte auf Ihren Anus schmieren möchten, da dies zu schlimmeren Problemen führen könnte, als Sie bereits haben.

Bioflavonoide:

Bioflavonoide wirken hauptsächlich als Antioxidantien. Dies bedeutet, dass sie die freien Radikale (kurzlebige, aggressive Sauerstoff-Verbindungen) aus Ihrem Körper beseitigen, die das Potenzial haben, mehr Schaden anzurichten. Darüber hinaus reduzieren die Bioflavonoide Entzündungen, die Infektionsgefahr im Anus und erfüllen eine Vielzahl anderer Aufgaben.

Vitamin B-Komplex:

Dies ist eine Kombination von B1, B2 und B3. Der Vitamin-B-Komplex wird Ihnen helfen, Hämorrhoiden zu lindern, die das Ergebnis von Verdauungsproblemen sind. Vitamin B12 (auch Teil des Vitamin B-Komplexes) reduziert Entzündungen und Reizungen.

Dies ist natürlich keine vollständige Methode zur Beseitigung Ihrer Hämorrhoiden-Symptome, aber mit der Zugabe und Verwendung der vorgenannten Vitamine können Sie im Zusammenspiel mit den Hausmitteln und -anwendungen die Heilung Ihrer Hämorrhoiden unterstützen und vorantreiben.

Hämorrhoiden und Eisenmangel

Können Hämorrhoiden Eisenmangel-Anämie verursachen?

Eisenmangel-Anämie ist ein Zustand, in dem die Versorgung des Körpers mit Eisen gering ist und den Körper daran hindert, genug rote Blutkörperchen zu bilden. Diese Zellen sind für die allgemeine Gesundheit des Körpers lebenswichtig, da ihre primäre Aufgabe darin besteht, Sauerstoff zu den Organen zu transportieren. Wenn nicht genügend rote Blutkörperchen vorhanden sind, gelangt Sauerstoff nicht in jedes der Organe. Dies kann mehrere Probleme verursachen.

Ermüdung

Schwäche

Reizbarkeit

Kopfschmerzen

Schwindel

Blasse Haut

Kalte Extremitäten

Wenn es nicht behandelt wird, kann es zu ernsteren Komplikationen wie Organversagen führen. Eisenmangel kann bei Hämorrhoiden eine Rolle spielen.

Was verursacht Eisenmangel?

Eisenmangel kann durch viele Zustände verursacht werden, einschließlich Blutverlust, mangelnde Fähigkeit, Eisen zu absorbieren. Es kann auch durch nicht essen einer ausreichenden Menge an eisenhaltigen Lebensmitteln verursacht werden.

Krankheitszustände wie Geschwüre, Polypen oder Hämorrhoiden können jeweils Eisenmangel verursachen. Dass Hämorrhoiden einen Eisenmangel verursachen ist nicht üblich, aber es passiert. Rektale Blutungen aufgrund von Hämorrhoiden können dazu führen, dass große Mengen Blut aus dem Körper austreten und mit Ihnen geht natürlich auch das im Blut transportierte Eisen verloren.

Wenn Sie besorgt sind, dass Sie einen Eisenmangel haben, der mit Ihren Hämorrhoiden verbunden ist, wenden Sie sich an Ihren Arzt. Eisenmangel kann nur durch einen Bluttest oder eine Reihe von Bluttests diagnostiziert werden. Ihr Arzt wird sich das komplette Blutbild anschauen, um die Hämoglobin- und Hämatokrit Werte im Körper einzusehen. Sie können auch sekundäre Tests wie eine Koloskopie durchführen lassen, um andere mögliche Ursachen für Eisenmangel auszuschließen.

Wie können Sie Hämorrhoiden und Eisenmangel behandeln?

Es ist wichtig, die Behandlung sofort wegen eines Eisenmangels zu beginnen, da eine verlängerte Anämie zu unangenehmen und sogar schwerwiegenden gesundheitlichen Komplikationen führen kann. Die Behandlung beinhaltet eine Erhöhung der Eisenaufnahme. Viele Lebensmittel sind reich an Eisen.

Eier	Nüsse und Samen
Bohnen	Leber
Rotes Fleisch	Brauner Reis
Fisch oder Tofu	Rosinen, Pflaumen und Aprikosen

Ihr Arzt kann Ihnen ebenfalls ein Eisenpräparat verschreiben, um die Eisenspeicher im Körper aufzufüllen.

Genauso wichtig ist es, die Ursache der Anämie, die Hämorrhoiden, zu behandeln. Es gibt viele Möglichkeiten, Hämorrhoiden zu behandeln. Dazu gehören Hausmittel, medizinische Verfahren oder in schweren Fällen eine Operation.

Mit Kräutern Hämorrhoiden heilen

Hämorrhoiden - geschwollene, manchmal blutende Venen im After - sind nichts Neues. Hämorrhoiden kannten schon unsere Uromas und Uropas. Glücklicherweise haben wir einige der alten Behandlungen hinter uns gelassen – wie zum Beispiel Gebete zum Schutzpatron der Hämorrhoiden. Dennoch sind viele der historischen Kräuter- und Ernährungsansätze auch heute noch sehr nützlich.

Ernährung, Lifestyle & vermehrte Ballaststoffe können bei Hämorrhoiden helfen

Zugrundeliegende Ursachen oder Auslöser von Hämorrhoiden sind Verstopfung, Schwangerschaft, Fettleibigkeit, schlechte Gefäßauskleidung (die mit zunehmendem Alter schwächer wird) und schlechte Durchblutung. Das Erweichen des Stuhls mit Ballaststoffen lindert Verstopfung und lindert den Druck auf Hämorrhoiden, reduziert deren Schwere und Unbehagen.

Psyllium, gemahlener Leinsamen, Bohnen, Kleie und viel Gemüse sollten in die tägliche Ernährung integriert werden. Beginnen Sie langsam und erhöhen Sie schrittweise Ihre Aufnahme von Ballaststoffen und Flüssigkeit, um Ihrem Verdauungssystem und Ihrer Darmflora die Möglichkeit zu geben, Blähungen auszugleichen und zu minimieren.

Nehmen Sie sich Zeit, um auf die Toilette zu gehen und dem Drang zu folgen. Langes Warten und Hinauszögern ist unbequem und reduziert leider auch die natürliche Peristaltik-Bewegung Ihres Dickdarms. Übermäßiges Sitzen kann auch Hämorrhoiden verschlimmern, während regelmäßige Bewegung sie reduziert.

Reduzieren Sie Hämorrhoiden durch Stärkung und Verbesserung der Blutgefäße

Innerlich und äußerlich können Kräuter und Nahrungsmittel, die die Auskleidung der Blutgefäße stärken und die Durchblutung verbessern, die Schwere und Progression von Hämorrhoiden reduzieren. Blaues Essen enthält hilfreiche Pigmente einschließlich Anthocyane (entzündungshemmende Farbstoffe). Probieren Sie ein oder zwei kleine Gläser mit 100 Heidelbeersaft oder Traubensaft täglich.

Straffen und stärken der Blutgefäße mit Rosskastanienkernextrakt

Rosskastanienkern-Extrakt (Aesculus hippocastanum), als Kapsel eingenommen oder als Serum äußerlich angewendet, strafft und betäubt die Blutgefäße und verbessert die Durchblutung. Achtung: Dies ist eine Art Kastanie; vermeiden Sie es, wenn Sie eine Nussallergie haben.

Mäusedorn (Ruscus aculeatus) zur verbesserten Durchblutung

Mäusedorn (Ruscus aculeatus) ist ein Kraut, das im Vergleich zu Rosskastanien ähnliche, aber sicherere und besser verträgliche Vorteile bietet. Die beiden Kräuter werden oft in Formeln für Hämorrhoiden und Krampfadern kombiniert. Tannin reich, wirkt Mäusedorn äußerlich und innerlich, kann aber bei empfindlichen Personen oder in hohen Dosen den Magen stören. Nehmen Sie es als Tinktur oder Kapsel oder verwenden Sie es als Creme oder Liniment (salbenartige Mischung).

Gotu Kola für eine schrittweise Heilung von Hämorrhoiden

Das Gotu Kola Blatt (Centella asiatica) ist vergleichsweise viel sicherer, sanfter und gut verträglich, aber es kann auch länger dauern, bis Ergebnisse zu sehen sind. Gotu Kola verbessert die Durchblutung und erhöht allmählich die Stabilität der Blutgefässe. Es kann als Extrakt oder als rohes Kraut eingenommen werden und auch äußerlich alleine oder gemischt mit hochtanninhaltigen Kräutern angewendet werden. Dargereicht wird Gotu Kola als Tinktur, Kapsel oder Tee, Creme oder Liniment (salbenartige Mischung).

Verbessern Sie die Zirkulation von innen und außen mit Schafgarbe

Schafgarbe (Achillea millefolium) ist ein Kraut, das die Durchblutung verbessert und gleichzeitig die innere und äußere Auskleidung der Blutgefäße stärkt.

Äußerliche Entlastung für Hämorrhoiden

Beruhigende Wirkung mit Zaubernuss

Zaubernuss (Hamamelis virginiana) enthält starke Tannine und wird in der Behandlung von Hämorrhoiden oft verwendet. Historisch gesehen, haben Kräuterärzte die Zaubernuss auch zur Einnahme verwendet. Für die langfristige Verwendung wird die Zaubernuss jedoch am sichersten und wirkungsvollsten als äußerliches Heilmittel wie Salbe, Sitzbad oder Creme eingesetzt. Die meisten Hämorrhoiden Produkte einschließlich Homöopathie Cremes-enthalten Hamamelis.

Calendula beruhigt und reduziert Entzündungen und Irritationen

Calendula (Calendula officinalis) Öl oder Creme ist äußerlich angewendet sehr nützlich und lindern Juckreiz, Entzündungen und Reizungen.

Überprüfen Sie immer die Wechselwirkungen zwischen Kräutern und Drogen (zum Beispiel kann Schafgarbe mit Blutverdünnern interagieren) und verwenden Sie diese Kräuter nicht, wenn Sie schwanger sind. Sie können weiterhin Ballaststoffe, Fruchtsäfte und Präparate (Cremes, Salben, Tinkturen) äußerlich anwenden. Hämorrhoiden sollten von einem Arzt untersucht werden, um ihre Schwere zu bewerten.

Hausmittel gegen Hämorrhoiden

Hämorrhoidenleiden können große Schmerzen verursachen. Es mag peinlich sein, wenn man das Thema "Hämorrhoiden behandeln" diskutiert, dennoch ist es von großer Wichtigkeit und Sie sollten wissen, was Sie in einer solchen Situation tun können und müssen. Untenstehend haben wir einige außergewöhnliche Behandlungen für Hämorrhoiden aufgeführt. Diese Hausmittel sind gleichzeitig Heilmittel und können verwendet werden, um Hämorrhoiden zu heilen, auf einem natürlichen Weg, frei von Chemie.

Hamamelis gegen Hämorrhoiden

Hamamelis ist ein beliebtes Hausmittel für die Behandlung für Hämorrhoiden. Die Hauptmerkmale von Hamamelis, die es zur Heilung von Hämorrhoiden geeignet machen, sind seine adstringierenden und antiseptischen Eigenschaften. Diese Eigenschaften helfen bei der Verringerung der Gewebeschwellung. Aus diesem Grund beginnen die geschwollenen Hämorrhoiden-Venen zu schrumpfen. Eine weitere Verbindung, die den Heilungsprozess unterstützt, ist Tannin. Aufgrund seiner entzündungshemmenden Eigenschaften gibt es eine schnelle Linderung von Hämorrhoiden und damit verbundenen Symptomen wie Reizung, Blutung und Brennen.

Hamamelis kann direkt auf das betroffene Gebiet aufgetragen werden. Holen Sie sich etwas Hamamelis Tinktur und tränken Sie einige Wattebällchen darin. Tragen Sie diese Wattebällchen auf die betroffene Stelle auf, lassen Sie sie ein paar Minuten ruhen und ersetzen Sie die Wattebäusche. Den Vorgang können Sie jedes Mal wiederholen, wenn Sie Stuhlgang hatten. Sie können sich auch für Hamamelis-Pads oder Wischtücher entscheiden und diese auf das betroffene Gebiet auflegen.

Obwohl Hamamelis für viele die beste Hämorrhoiden-Behandlung ist, ist es für manche vielleicht nicht so effektiv. Daher sollten Sie sich für andere Behandlungen entscheiden, falls Sie innerhalb weniger Tage keine sichtbaren Zeichen der Besserung sehen.

Ätherische Öle für Hämorrhoiden

Ätherische Öle sind eines der besten natürlichen Hausmittel gegen Hämorrhoiden. Durch die entzündungshemmende Wirkung der ätherischen Öle werden die Venen geschrumpft und somit die Schwellung reduziert. Sie bieten eine langfristige Entlastung von der Agitation wie Juckreiz und Schmerzen. Darüber hinaus stärken sie die Blutgefäße, um Hämorrhoiden daran zu hindern, sich wieder zu entwickeln. Eine Menge Blut und Abfallprodukte, die nach Hämorrhoiden übriggeblieben sind, können zu einer Wiederherstellung des Problems führen. Dies ist der Grund, warum der Teufelskreis beginnt, d.h. mehr Schwellungen, weniger Durchblutung und weniger die Blutzirkulation, erhöhen der Schwellung. Hier kommt die heilende Wirkung von ätherischen Ölen ins Spiel. Die Anwendung von ätherischen Ölen stellt die richtige Blutzirkulation wieder her, wodurch der Zyklus unterbrochen wird. Darüber hinaus sind ätherische Öle aufgrund ihrer Sofort- und Langzeitwirkung sicherer in der Anwendung. Sie sind sozusagen Lagerhäuser von nützlichen Hormonen, Vitaminen und Nährstoffen.

Wenn Sie darüber nachdenken, "wie Sie Hämorrhoiden für immer loswerden?", dann sind ätherische Öle wahrscheinlich die beste Antwort. Eine große Auswahl an ätherischen Ölen kann zur Behandlung von Hämorrhoiden verwendet werden unter anderem: Geranium-Öl, Kamillen-Öl, Pfefferminz-Öl, Zypressen-Öl, Wacholder-Öl, Patschuli-Öl, Sandelholz-Öl, Primel-Öl, Nachtkerzen-Öl, Myrten-Öl

Sitzbad gegen Hämorrhoiden

Es wird häufig den Patienten empfohlen, die an Hämorrhoiden leiden. Ein Sitzbad ist die Behandlung, in der der Patient im lauwarmen Wasser sitzt, um den Schmerz im unteren Bereich und um den Mastdarm zu lindern. Dies beschleunigt den Heilungsprozess von Hämorrhoiden und lindert die damit verbundenen Symptome wie Juckreiz, Hautreizung und leichte Schmerzen.

Füllen Sie einfach etwas Wasser in die Wanne, bis zu 2-3 cm. Die Temperatur des Wassers sollte so warm sein, dass Ihr Körper diese Temperatur leicht aushalten kann. Hohe Temperaturen können mehr Schaden als Erleichterung verursachen. Setzen Sie sich für ca. 15-20 Minuten ins Wasser. Stellen Sie sicher, dass Sie die Wanne nicht vollständig füllen. Es sollte so gefüllt sein, dass Ihr Gesäß im Wasser ruht. Dies gewährleistet den Blutfluss zu Ihrem Rektum.

Sie können auch etwas ätherisches Öl oder Backpulver in das Bad geben, um beide Heilmittel auszunutzen und den Heilungsprozess zu unterstützen. Diese Anwendung können Sie praktisch nach jedem Stuhlgang wiederholen.

Apfelessig gegen Hämorrhoiden

Sobald das Wort „Hämorrhoiden" gehört wird, trifft diese schmerzhafte Erfahrung auf den Verstand und die erste Frage, die in den Sinn kommt, ist, wie Sie die Hämorrhoiden schnell loswerden? Während Sie vielleicht an Medikamente und Operationen denken, wird der Schmerz zunehmend eindringlich.

Eine Lösung für all Ihre Probleme könnte Apfelessig sein. Er ist eines der besten natürlichen Hausmittel gegen Hämorrhoiden. Oral oder topisch verabreicht, kann er innerhalb weniger Wochen wirksame Ergebnisse erzielen. Apfelessig ist mit antibakteriellen, antimykotischen und adstringierenden Eigenschaften aufgrund der Anwesenheit von Milchsäure und Äpfelsäure gesegnet. Er enthält auch Mineralien und Vitamine zusammen mit Eisen, Natrium, Kalzium, Kalium und Pektin.

Studien haben gezeigt, dass die Verwendung von Apfelessig zur Behandlung von Hämorrhoiden deutlich die Reizung der Haut um den Anus reduziert. Es bewirkt auch, dass die Hämorrhoiden schrumpfen, indem sie die Entzündung verringern. Die Methode der Anwendung von Apfelessig variiert mit der Art der Hämorrhoiden.

Wie interne Hämorrhoiden mit Apfelessig behandelt werden

Apfelessig wird oral zur Behandlung der inneren Hämorrhoiden konsumiert. Die Gesamtdosis für einen einzigen Tag kann für maximale Effizienz in drei Dosen mit jeweils einigen Teelöffeln aufgeteilt werden. Geben Sie Apfelessig in ein volles Glas Wasser, um es zu verdünnen. Etwas Honig kann der Zubereitung hinzugefügt werden, um den Geschmack zu verbessern. Der Prozess kann jeden Tag wiederholt werden, bis die mit den Hämorrhoiden verbundenen Symptome abklingen.

So behandeln Sie externe Hämorrhoiden mit Apfelessig

Es gibt zwei Prozesse, die befolgt werden können

Sitzbad mit Apfelessig - Dies kann angewendet werden, indem Sie einfach etwas Apfelessig in das Wasser für die Vorbereitung des Sitzbades hinzufügen. Der Rest des Prozesses ist ähnlich dem, der für normales Sitzbad befolgt wird.

Topische Anwendung - Reinigen Sie den betroffenen Bereich. Übertragen Sie etwas Apfelessig auf den Wattebausch und wenden Sie ihn auf den Hämorrhoiden an. Dieses Mittel ist beliebt, die Hämorrhoiden schrumpfen innerhalb einer Dauer von 24 Stunden - 48 Stunden. Allerdings sollten Sie das Vorgehen einige Tage (max. 2 Wochen) befolgen, um die Hämorrhoiden vollständig abheilen zu lassen.

Bittersalz für Hämorrhoiden

Bittersalz ist eine der am häufigsten verwendeten Alternativen zur Behandlung der Hämorrhoiden zu Hause. Es ist die reinste Form des Minerals, das als Verbindung von Magnesium und Sulfat existiert. Magnesiumsulfat kann problemlos von der Haut aufgenommen werden und besitzt eine Vielzahl von medizinischen Vorteilen. Bittersalz ist weit verbreitet in Kombination mit Badewasser. Das im Bittersalz enthaltene Magnesium stimuliert das Funktionieren der im Körper vorhandenen Enzyme, verhindert die Verhärtung der Blutgefäße, unterstützt die Linderung innerer und äußerer Entzündungszustände und hilft den Muskeln und Fasern der Nerven, effizient zu funktionieren. Das in Bittersalz enthaltene Sulfat unterstützt die richtige Aufnahme von Nährstoffen und wirkt zur Entgiftung des Körpers.

Regelmäßiges Einweichen in einem Bittersalz-Bad verringert die Schwellung an der betroffenen Stelle, einhergehend mit der Verringerung der Schmerzen. Darüber hinaus heilt es die beschädigten und blutenden Hämorrhoiden. Es hilft weiterhin, Verstopfungen zu lösen und verhindert die Aushärtung des Stuhls, die eine der Hauptursachen für Hämorrhoiden ist.

Drei Tassen Bittersalz in das warme Wasser einer Badewanne (2-3 cm warmes Wasser) geben. Setzen Sie sich in das Bad und lassen es 15 bis 20 Minuten einwirken. Den rektalen Bereich gut trocknen und befeuchten Sie ihn danach leicht mit feuchten Wischtüchern oder einer Creme. Waschen Sie den betroffenen Bereich nicht mit Seife oder einer chemischen Lösung. Die Wirksamkeit von Bittersalz könnte dadurch verringert oder eingestellt werden. Alternativ können Sie etwas Wasser und Bittersalz auf den Waschlappen geben und das Rektum reinigen, um Schmerzen und Schwellungen zu reduzieren.

Kokosöl für Hämorrhoiden

Hämorrhoiden sind eindeutig eine sehr lästige Erkrankung. Ein weiteres uraltes Hausmittel, um Hämorrhoiden natürlich zu heilen, ist Kokosnussöl. Die Einbeziehung von Kokosnussöl in Ihre Ernährung kann erheblich dazu beitragen, die Verstopfung und Durchfall verursachenden Bakterien abzutöten, einhergehend mit einer leichten Schmierung des Rektums. Auch bei topischer Anwendung verringert die entzündungshemmende Wirkung der Kokosnuss die Entzündung und wirkt beruhigend auf die Blutgefäße, wodurch die Heilung der Infektion beschleunigt wird. Kokosnussöl enthält Moleküle von Fettsäuren mittlerer Kettenlänge und hilft die Schwellung im Darmtrakt zu vermeiden und somit Hämorrhoiden vorzubeugen. Kokosnussöl hat antibakterielle und antimykotische Eigenschaften, die dazu beitragen, die Schmerzen und Reizungen im betroffenen Bereich zu reduzieren.

Übertragen Sie etwas reines Kokosnussöl auf einen Wattepad und legen Sie es für 5 bis 10 Minuten für 3 bis 4 Mal pro Tag auf Hämorrhoiden. Wiederholen Sie den Vorgang, bis die

Hämorrhoiden vollständig geheilt sind. Alternativ können Sie auch Kokosnussöl zu Ihrer Ernährung hinzufügen.

Aloe Vera für Hämorrhoiden

Wie kann man Hämorrhoiden schnell loswerden? Die Antwort ist einfach und es ist die Wunderpflanze Aloe Vera. Ob Sie an inneren Hämorrhoiden leiden, oder Ihnen die äußeren Hämorrhoiden das Leben schwer machen, Aloe Vera hat alles, um Hämorrhoiden natürlich innerhalb weniger Tage zu heilen. Das reine Aloe Vera Gel ist eine Kombination aus 1% Glycoproteinen und Polysacchariden und 99% Wasser. Während Glykoproteine auf die Verringerung der Entzündung abzielen, helfen Polysaccharide dabei, die Schmerzen zu lindern und die Reparatur der Haut zu stimulieren. Beide Verbindungen wirken auch auf die Aktivierung des Immunsystems hin und ermöglichen es dem Körper, die um den Anus und das Rektum lokalisierten Infektionen zu bekämpfen. Der in den Blättern der Aloe Vera-Pflanze enthaltene Latex enthält Anthrachinonglycoside, die den Stuhl aufweichen und den Stuhlgang aufgrund der abführenden Wirkung glätten. Auch, wenn Sie nach Lösungen suchen, wie Sie die Hämorrhoiden schrumpfen können, unterstützt die Aloe Vera dabei. Es gibt mehrere Methoden, mit denen Sie dieses natürliche Heilmittel gegen Hämorrhoiden einsetzen können.

Wie behandelt man externe Hämorrhoiden mit Aloe Vera?

Alles, was Sie tun müssen, ist, einfach Aloe Vera großzügig auf den Bereich um Ihr Rektum aufzutragen und für einige Zeit einzumassieren. Wiederholen Sie den Vorgang 2 bis 3 Mal pro Woche. Um die Kühlwirkung zu erhöhen, können Sie das Gel auch für 15 bis 20 Minuten kühlen. In den meisten Fällen wirkt Aloe Vera sofort, besonders wenn es um die Verringerung von Schwellungen und Schmerzen geht.

Wie behandelt man innere Hämorrhoiden mit Aloe Vera?

Schneider Sie ein Aloe Vera Blatt ab und schneiden Sie es der Länge nach auf. Das pure Gel aus dem Blatt löffeln und über Nacht in den Kühlschrank stellen. Wenn Sie zu wenig Zeit haben, können Sie das Gel auch für 15 Minuten in den Gefrierschrank stellen. Sobald Sie fertig sind, injizieren Sie das Aloe Vera Gel in das Rektum. Das Gefühl der kühlenden und heilenden Wirkung von Aloe Vera lindert Schmerzen, Juckreiz und Irritationen und verringert die Schwellung. Alternativ können Sie jeden Tag drei Gläser Aloe Vera Saft trinken.

Eis für Hämorrhoiden

Eine große Entlastung der Symptome im Zusammenhang mit Hämorrhoiden bildet Eis. Wie kann gefrorenes Wasser bei der Heilung von Hämorrhoiden helfen? Das Auflegen von zerstoßenen Eiswürfeln auf den rektalen Bereich hat zusätzlich zu der Verringerung der Schwellung eine betäubende Wirkung. Außerdem wirkt es als Desensibilisierer, wodurch der Schmerz minimiert wird. Diese Behandlung wird meist nach dem warmen Sitzbad durchgeführt. Während das Sitzbad die Venen der Analregion erweitert, kontrahiert Eis diese. Dieses Mittel unterstützt die Venen, Stärke und Elastizität zu gewinnen. Legen Sie die in einem sauberen Waschlappen eingewickelten Eisstücke für mindestens 20 Minuten dreimal täglich auf. Bitte nicht das zerstoßene Eis direkt auf den Bereich legen, da dies das Problem verschlimmern würde.

Grüner Ton

Es gibt verschiedene Studien, die nahelegen, dass grüner Ton erstaunliche antibakterielle und entzündungshemmende Eigenschaften besitzt. Aus diesem Grund lindert grüner Ton

Entzündungen in den Venen im Anal- und Rektalbereich, die aufgrund von Hämorrhoiden entstehen. Darüber hinaus befreit er den Körper von Giftstoffen und Verunreinigungen und ist sehr saugfähig. Dies hält die Hämorrhoiden trocken und verhindert die Bildung von Bakterien, um den Heilungsprozess zu beschleunigen. Sie können grünen Ton in Wasser mischen und auf das betroffene Gebiet auftragen. Alternativ können Sie die Vorteile von Aloe Vera und grünem Ton mit dem folgenden Verfahren kombinieren. Reinigen Sie ein Aloe Vera Blatt und extrahieren Sie das Gel daraus. Mischen Sie den Ton mit dem Gel, um eine glatte und homogene Paste zu erhalten. Tragen Sie die Mischung auf den rektalen Bereich auf, der von den Hämorrhoiden betroffen ist. Lassen Sie es für ca. 10 Minuten ruhen. Waschen Sie die Paste danach mit lauwarmem Wasser und einem Baumwollwaschlappen vorsichtig ab. Befolgen Sie das Verfahren zweimal pro Woche als eine wirksame Hämorrhoiden-Behandlung.

Kreuzkümmelsamen

Dies ist ein weiteres Hausmittel für Hämorrhoiden. Kreuzkümmelsamen sind mit entzündungshemmenden und antioxidativen Eigenschaften angereichert, die Hämorrhoiden effektiv bekämpfen. Nehmen Sie 1 Esslöffel geröstete Schwarzkümmelsamen und fügen Sie einen weiteren Esslöffel Kreuzkümmelsamen hinzu. Mischen Sie beide, zerstoßen Sie sie und reiben sie im Mörser, bis Sie ein feines Pulver erhalten. Nehmen Sie 1 Teelöffel dieser Mischung und rühren es in ein Glas Wasser ein. Trinkens Sie diese Mischung regelmäßig zur Entfernung von Hämorrhoiden. Alternativ können Sie eine Mischung aus Schwarzkümmelsamen und der gleichen Menge Rohrzucker (ca. 2-3 Teelöffel) mischen und ebenfalls täglich trinken. Für die besten Ergebnisse, trinken Sie 3 bis 4 Gläser Wasser nach dem Verzehr der Mischung. Ebenso können Sie eine 1 EL Kreuzkümmelsamenpulver mit etwas Wasser anrühren, um eine dicke Paste zu erhalten. Streichen Sie sie auf den entzündeten Bereich. Nach 15 Minuten vorsichtig mit einem Baumwollhandschuh mit lauwarmem Wasser abspülen. Führen Sie den Prozess zweimal an einem Tag durch um die Hämorrhoiden zu heilen.

Medikamente sind immer mit bitterem Geschmack verbunden, nicht wahr? Aber nicht mehr. Mit dieser Hausmittel-Behandlung für Hämorrhoiden, erhalten Sie nicht nur Erleichterung und Heilung von Hämorrhoiden, sondern Ihre Geschmacksknospen werden auch angeregt.

Rettich

Rettich ist bekannt als sehr gesundes Nahrungsmittel und ist beliebt für seine antioxidativen Eigenschaften. Er verfügt über ein ausgewogenes Ballaststoffprofil, das zur Heilung und Vorbeugung von Hämorrhoiden sehr effektiv ist. Darüber hinaus entgiftet er das System und reduziert die Schmerzen und Entzündungen, die durch Hämorrhoiden verursacht werden. Reiben Sie etwas Rettich, um ¼ Tasse Saft zu erhalten. Trinken Sie den Saft morgens und abends. Erhöhen Sie die Menge schrittweise auf ½ Tasse über einen Monat. Als eine alternative Lösung können Sie 1 Esslöffel geriebenen Rettich mit einem Teelöffel Honig zweimal am Tag essen. Rettich kann auch topisch angewendet werden. Einfach einen Rettich klein schneiden und mit etwas Milch zu einer Paste verrühren. Streichen Sie die Mischung auf den entzündeten Bereich um Ihr Rektum und lassen Sie es für 15-20 Minuten einwirken und waschen Sie es anschließend vorsichtig mit einem Baumwollhandschuh unter lauwarmem Wasser ab. Wiederholen Sie dies zweimal an einem Tag, um Hämorrhoiden zu lindern.

Bananen

Dieser Liebling von Jung und Alt ist eine außergewöhnlich gesunde Frucht und eine erstklassige Quelle von Kalium und Nährstoffen wie Kupfer, Magnesium, Mangan sowie Vitamin B und C. Wenn es um Heilmittel für Hämorrhoiden geht, ist nicht nur die Frucht, sondern auch ihre Schale gleichermaßen wirksam. Sie können jeden Morgen eine Banane auf nüchternen Magen essen, um Hämorrhoiden zu heilen. Bei der Behandlung blutender Hämorrhoiden können Sie jeden Tag bis zu drei Bananen verzehren. Eine andere Lösung, die speziell auf die Heilung von äußeren Hämorrhoiden zielt, ist Reiben der Innenseite der Bananenschale gegen die äußeren Hämorrhoiden für fünf Minuten, 3-4 x an einem Tag. Dies hat eine beruhigende Wirkung auf das entzündete Gewebe, das geschwollen ist und den Juckreiz lindern. Sie können auch eine Bananenschale mit einer Bandage auf den Hämorrhoiden befestigen und belassen es dort so lange wie es Ihnen angenehm ist.

Knoblauch

Knoblauch ist ein Name, den Sie oft hören werden, wenn es um die Liste der natürlichen Heilmittel geht, um Hämorrhoiden und Verdauungsprobleme loszuwerden. Er ist reich an Aminosäuren, Mineralien und Enzymen wie Alliinase und Peroxidasen, zusammen mit Myrosinase. Nicht zu vergessen ist auch sein relativ hoher Schwefelanteil. Dadurch wirkt Knoblauch entzündungshemmend, bakterizid, adstringierend und entgiftend. Es fördert die Durchblutung und tötet verschiedene Bakterien im Darm. Nehmen Sie eine Knoblauchzehe und bedecken Sie sie mit Oliven- oder Kokosnussöl. Geben Sie sie jeden Abend wie ein Zäpfchen in den rektalen Teil. Lassen Sie es über Nacht wirken. Diese Knoblauchzehe wird am Morgen zusammen mit dem Stuhlgang aus dem Körper geschoben.

Flohsamen

Flohsamen ist eine Art von löslichen Ballaststoffen und wird von einer Pflanze namens Plantago Ovata erhalten. Ähnlich wie bei anderen fibrösen Lebensmitteln erweicht es den Stuhl und sorgt für eine geschmeidigere Darmbewegung. Dies löst Verstopfungen und reduziert den Überdruck auf die Venen und mildert somit die Hämorrhoiden. Er kann als Schale oder Samen konsumiert werden und wird daher einfach unter die Nahrung gemischt. Flohsamen ist ebenfalls reich an Aminosäuren, Proteinen, Tanninen, Ölen und Flavonoiden. Mischen Sie 1 Teelöffel Flohsamen mit 250 ml Wasser und trinken Sie es in der ersten Woche immer zum Frühstück. Sie können die Häufigkeit in den folgenden Wochen danach erhöhen. Da der Flohsamen stark quillt, sollten Sie ihn direkt nach dem Anrühren trinken.

Zitronensaft

Zitronensaft ist ein weiteres natürliches Heilmittel für eine schnellere Befreiung von Hämorrhoiden. Er kann effektiv Blutungen und beschädigte interne sowie externe Hämorrhoiden behandeln und ist angereichert mit aktiven Inhaltsstoffen und Vitamin C, die erstaunlicherweise helfen Verstopfung zusammen mit den Verdauungsproblemen zu lindern resp. sogar zu verhindern und stärkt das Immunsystem. Zitronensaft wirkt auch als Blutreiniger und hilft dem Körper gegen freie Radikale zu kämpfen, die Entzündungen und Infektionen unterstützen. Abgesehen davon enthält er Nährstoffe, die die Venen und das Nervensystem stärken. Studien haben gezeigt, dass Zitronen als natürliche Behandlung von Hämorrhoiden Wunder wirken können.

Zitronensaft kann topisch angewendet oder oral eingenommen werden. Drücken Sie ein paar frische Zitronen in eine saubere Schüssel, tränken Sie einen Wattebausch hinein und wenden

Sie ihn direkt auf den Hämorrhoiden an. Es kann zunächst zu Kribbeln oder Brennen führen, gefolgt von einer Erleichterung nach einigen Momenten. Einmal pro Tag anwenden, bis die Symptome abklingen. Als alternative Lösung können Sie einen halben Teelöffel Zitronensaft, Ingwersaft und etwas Honig gut mischen. Trinken Sie diese Mischung einmal täglich.

Cayennepfeffer

Cayennepfeffer ist sehr effektiv bei der Behandlung von Hämorrhoiden, hauptsächlich aufgrund der Anwesenheit von Alkaloiden oder Glucosiden. Er elastisiert die Venen, Arterien und Kapillaren. Er reinigt das Blut und hilft bei der Heilung von Blutgefäßen. Wenn sich die Hämorrhoiden mit Schleim füllen, verliert das Blut seine Dünnflüssigkeit, was die Durchblutung behindert. Ein Glas lauwarmes Wasser, gemischt mit Cayennepfeffer, lenkt Nährstoffe ins Herz und beeinflusst dadurch die Arterien und verleiht dem Organismus die nötige Wärme. Die Heilkraft von Cayennepfeffer minimiert die Entzündung, Juckreiz und Schwellung in den Venen ganz wunderbar. Seine topische Anwendung wird allgemein nicht empfohlen, da Cayennepfeffer ein brennendes Gefühl verursacht. Sie können ihn oral einnehmen, indem Sie bis zu einem Teelöffel Cayennepfeffer in lauwarmes Wasser mit Zitronensaft mischen und es trinken. Es besteht die Möglichkeit, dass Ihr Körper im Augenblick nicht zu viel Hitze im Magen ertragen kann. Dazu muss der Verzehr von Cayennepfeffer mit Tomatensaft begleitet werden. Tomate neutralisiert die Wirkung und macht Cayennepfeffer erträglich.

Ingwer

Ingwer ist ein weiteres wertvolles Produkt aus der Produktpalette der Natur für diejenigen, die Hausmittel zur Heilung von Hämorrhoiden suchen. Reich an antioxidativen und entzündungshemmenden Eigenschaften, hat er erstaunliche Auswirkungen auf die Blutzellen und fördert die Durchblutung. Dies unterstützt die natürliche Reinigung des Blutes. Abgesehen davon, dass er für entspannte Darmbewegungen sorgt, erweicht er den Stuhl und macht den Entleerungsprozess weniger schmerzhaft. Für die Behandlung von äußeren Hämorrhoiden zerdrücken Sie einige Ingwer- und Minzeblätter. Mischen Sie Zitronensaft oder ein natürliches Öl hinzu und verrühren es zu einer Paste. Wenden Sie die Mischung täglich auf den äußeren Hämorrhoiden an. Um innere Hämorrhoiden zu heilen, bereiten Sie eine Mischung aus Ingwer, Minze und Honig zu und trinken Sie diese; am besten gleich morgens nach dem Aufstehen.

Rutin

Rutin ist eine Form des komplexen Zuckers, die hauptsächlich in Buchweizen, Brombeeren, Pflaumen, Aprikosen, Kirschen, grünen Augen und Zitrusfrüchten wie Zitrone, Traubenfrüchten und Limetten gefunden wird. Es stärkt die Blutgefäße und Kapillaren und unterstützt den Heilungsprozess bei Hämorrhoiden. Es ist eine kostengünstige Quelle für Bioflavonoid. Es leistet in Kombination mit Vitamin C einen phantastischen Beitrag zur Kräftigung der Blutgefäße. Rutin ist in Form von Kapseln auf dem Markt erhältlich, die oral konsumiert werden können.

Schwarze Teebeutel

Die im Tee vorhandene Gerbsäure spielt eine wichtige Rolle bei der Behandlung von Hämorrhoiden, weil Gerbsäure eine adstringierende Wirkung hat. Die durchgezogenen Teebeutel erweisen sich als wirksam zur Verringerung der Schwellung und Schmerzen durch die Hämorrhoiden verursacht. Nehmen Sie eine Tasse lauwarmes Wasser und tauchen Sie einen schwarzen Teebeutel hinein. Lassen Sie ihn einige Zeit im Wasser ruhen. Legen Sie den warmen und leicht ausgedrückten Teebeutel auf das betroffene Gebiet auf und lassen ihn für mindestens 10 Minuten oder höchstens 15 Minuten dort ruhen. Wiederholen Sie den Vorgang 2 bis 3 mal täglich. Sie können auch gefrorene Teebeutel anstelle von warmen Teebeuteln verwenden.

Weitere Hausmittel zur Hämorrhoiden-Behandlung: Glycerin, Mandelöl, Pflaumen, Erdölgelee, Probiotika, Ziegenmilch, Wasser, Trockene Feigen, Granatapfel, Mangosamen, Buttermilch, Leinsamen, Rosskastanien, Sesamsamen und Kurkuma.

Soforthilfe bei akuten Beschwerden

Ein unangenehmer Juckreiz, Blut im Stuhl , auf dem Toilettenpapier oder Schmerzen auf dem WC sind alarmierende Anzeichen für Hämorrhoiden. Je zügiger Sie nun mit der Hämorrhoiden-Behandlung beginnen, umso wahrscheinlicher ist es, dass Sie die Hämorrhoiden binnen weniger Tage auskuriert haben. Dazu ist es allerdings wichtig, dass Sie umgehend mit Sofortmaßnahmen beginnen:

Schmerzmittel

Over-the-counter (OTC) Schmerzmittel wie Paracetamol und Ibuprofen können helfen, die Schmerzen zu lindern. Wenn der Stuhl mit Abführmitteln weich gehalten wird, können auch Schmerzen beim Stuhlgang reduziert werden.

Topische Behandlungen

Spezielle Hämorrhoiden-Cremes zur Linderung von Schmerzen, Juckreiz und Entzündungen können verschrieben oder rezeptfrei in der Apotheke zur Behandlung thrombotischer äußerer Hämorrhoiden gekauft werden. Hydrocortison-Cremes können kurzfristig angewendet werden, um lokale Irritationen zu lindern, können aber Ihre Haut bei längerem Gebrauch dünner machen.

Sitzbad

Das Sitzen in einem warmen, hüfttiefen Bad (Sitzbad) zwei- bis dreimal pro Tag kann die mit thrombotischen externen Hämorrhoiden verbundenen Schmerzen stark reduzieren.

Feuchtes Toilettenpapier

Die Verwendung von feuchtem, unparfümiertem Toilettenpapier oder Tüchern hilft, den Analbereich sauber zu halten und weniger Reizungen zu verursachen als trockenes Papier. Vorsicht, bitte niemals reiben, sondern vorsichtig tupfen.

Kalte Kompressen

Das Auftragen einer kalten Kompresse oder Eispackung kann helfen, schwere Entzündungen und Beschwerden zu lindern.

Diese Sofortmaßnahmen haben wir für Sie unter dem Punkt „Hausmittel gegen Hämorrhoiden" mit einer detaillierten Anleitung aufgeführt. Ebenso finden Sie dort eine Vielzahl an homöopathischen Hausmitteln zur Hämorrhoiden-Behandlung.

Gesunde Ernährung bei Hämorrhoiden

Frische Früchte samt Schale sind reich an Ballaststoffen. Die Vitamine, Mineralien und Nährstoffe in Früchten verbessern die Funktion des Verdauungssystems und erleichtern den Stuhlgang. Nehmen Sie Früchte wie Äpfel, Erdbeeren, Blaubeeren, Rosinen, Pflaumen und Trauben in Ihren Ernährungsplan auf. Früchte, die ohne Haut gegessen werden können sind Papaya, Banane, Orangen, Grapefruit und Melone und gehören ebenfalls in Ihren Ernährungsplan. Achten Sie stets auf saisonales Obst.

Sprossen sind reich an Ballaststoffen, Vitamin C, Proteinen und Kalzium. All diese Nährstoffe helfen bei der Behandlung von Hämorrhoiden. Essen Sie täglich mindestens 100g Sprossen. Aber essen Sie nicht rohe Sprossen, weil sie die Symptome verschlechtern werden. Essen Sie Sprossen in der weichen, gekochten oder gedämpften Variante, um eine Reizung des Darms zu vermeiden.

Verzehren Sie Flohsamenschalen, um die Verstopfung zu lindern und den Stuhl zu lockern. Flohsamenschalen sind reich an löslichen Ballaststoffen. Es macht den Stuhl weich und reduziert den Druck während des Stuhlgangs.

Trinken Sie täglich mindestens 3 - 4 Liter Wasser. Manchmal funktionieren nur Ballaststoff- oder Ernährungsänderungen nicht. So hilft die zunehmende Wasseraufnahme den Stuhlgang weicher zu machen und lindert zudem die Verstopfung.

Essen Sie Probiotika, Quark oder Buttermilch, um eine gute Verdauung zu unterstützen. Probiotika erhöhen die Immunität und Arbeit des Darms. Sie kämpfen jede Infektion oder Entzündung nieder und lindern die Hämorrhoiden Symptome.

Ballaststoffreiche Lebensmittel

Ballaststoffreiche Lebensmittel bieten viele Vorteile. Indem sie Ihren Stuhl weicher machen, helfen sie, geschwollene Hämorrhoiden zu heilen und ihnen vorzubeugen. Sie können auch helfen, das Risiko von Dickdarm- und Mastdarmkrebs zu reduzieren. Das Beste von allem, sie haben in der Regel wenig Kalorien und schmecken zudem sehr gut. Hier sind einige Beispiele für ballaststoffreiche Lebensmittel.

- Vollkornprodukte wie Weizenkleie, Maiskleie und Naturreis
- Gemüse, insbesondere Karotten, Brokkoli, Kohl und Erbsen
- Früchte wie Äpfel, Bananen, Rosinen, Pfirsiche und Birnen
- Nüsse und Hülsenfrüchte, insbesondere Erdnüsse, Linsen und Bohnen

Einfache Möglichkeiten zum Hinzufügen von Ballaststoffen

Die folgenden Tipps bieten einige einfache Möglichkeiten, um mehr ballaststoffreiche Lebensmittel zu Ihren Mahlzeiten hinzuzufügen.

- Beginnen Sie Ihren Tag mit einem ballaststoffreichen Frühstück. Essen Sie ein Weizenkleie-Getreide-Müsli zusammen mit einer geschnittenen Banane.
- Essen Sie Karottenstäbchen als Snack. Sie sind einfach zuzubereiten, schmecken gut und sind kalorienarm.
- Verwenden Sie Vollkornbrot statt Weißbrot für Sandwiches.

Ernährungsplan bei Hämorrhoiden

Während der Behandlung von Hämorrhoiden ist es besonders wichtig, sich schonend, das heißt den Darm nicht belastend, zu ernähren. Je mehr Ballaststoffe und je weniger Fett in Ihren Mahlzeiten enthalten ist, desto weicher ist Ihr Stuhl und kann leichter passieren. Im Folgenden finden Sie einen Plan für eine schonende Ernährung. Dieser Plan kann bei akuten Problemen Ihren Organismus sehr unterstützen. Sollten Ihnen die Speisen zu eintönig sein, probieren Sie erst einmal nur eine Mahlzeit auszutauschen. Der Geschmack kommt mit dem Essen, vielleicht kommen Sie noch auf den Geschmack und weiten die schonende Ernährung aus. Es muss ja nicht für immer sein. Sie tun sich und Ihrem Körper etwas Gutes. Letzten Endes sind Sie auch viel offener für die Dinge des Lebens, weil Ihre Hämorrhoiden nicht mehr so stark belastend sind.

Am frühen Morgen auf leeren Magen
1 Glas warmes Wasser mit Zitronensaft

Frühstück
1 Schüssel Haferkleie mit Milch
1 kleine Banane oder Apfel

Vormittags-Snack
125 g Joghurt oder Quark oder 1 Glas Buttermilch

Mittagessen
1 Schale grüner Salat
100 g Quark
Scheiben Vollkornbrot
100 g brauner Reis
100 g gedämpftes Gemüse

ODER
1 große Schüssel mit gedünstetem Gemüse
1 Schale grüner Salat
100 g Quark

Nachmittags-Snack
1 Glas Möhrensaft
Salat von gekochten Sprossen

Abendessen
1 Schale Gemüsesuppe (wenn Sie hungrig sind, essen Sie einen weitere Schale Gemüsesuppe)

Bettzeit
1 Glas warmes Wasser

* Wichtiger Hinweis - Egal welche Speisen Sie wählen, stellen Sie sicher, dass die Ernährung möglichst wenig Öl mit so wenig wie möglich oder ohne Gewürz gekocht wird.

Diese Lebensmittel sollten Sie vermeiden

- Kohlenhydrat- und fettreiche Speisen. Diese Lebensmittel verursachen Reizungen im Darm und führen auch zu Verstopfung
- Fleisch, Fisch, Eier führen zu Verstopfung
- Koffeinhaltige Produkte wie Kaffee, Tee, Schokolade verschlimmern Verstopfungen und Darmentzündungen
- Rauchen und Alkohol beeinträchtigen direkt oder indirekt die Gesundheit der Magen-Darm-Wände
- Backwaren aus raffiniertem Mehl, Brot, Kuchen, Gebäck, Pasteten und Fettgebackenes verursachen Verstopfung und verschlimmern die Hämorrhoiden
- Scharfes Essen verursacht Darmreizung und Brennen beim Stuhlgang. Streichen Sie Chillis aus Ihrer Ernährung. Sie verstärken die Symptome von Hämorrhoiden.

Bewegung und Gymnastik bei Hämorrhoiden

Warum sollen Sie Sport treiben?

Trainieren mit Hämorrhoiden

Auf der einen Seite kann ein Training alle Symptome, die Sie in diesem Zusammenhang haben, Ihre Hämorrhoiden verschlechtern. Anstrengende Aktivitäten und schweres Heben können dazu führen, Hämorrhoiden anschwellen und die Symptome sich verschlimmern zu lassen. Auf der anderen Seite kann ein Mangel an Bewegung auch die Situation verschlimmern. Längeres Sitzen kann dazu führen, dass sich Blut ansammelt, was zu einem schmerzhaften Druck in der Analregion führt. Darüber hinaus kann ein Mangel an Bewegung Verstopfung verursachen und alle damit verbundenen Hämorrhoiden-Symptome verschlechtern.

Wenn Sie an Hämorrhoiden leiden, kratzen Sie sich vielleicht am Kopf und denken: "Ich kann wegen meiner Hämorrhoiden momentan leider keinen Sport treiben, aber ich kann auch nicht ohne ihn leben." Was sollten Sie tun, um sich um sich selbst zu kümmern?

Der Schlüssel ist, nicht auf Trainings zu verzichten - Sie müssen nur den richtigen Typ Bewegung auswählen. Training kann schwierig sein für die Aufrechterhaltung einer physischen und mentalen Stärke, um mit Ihren Hämorrhoiden-Symptomen effektiv umzugehen. Im Folgenden nennen wir Ihnen ein paar Tipps und Tricks für die Auswahl einer Trainingsroutine, die mit Ihren Hämorrhoiden funktioniert, nicht gegen sie.

Do´s and Don´ts Sportarten

Trainingsarten mit Hämorrhoiden:

Finden Sie die richtigen Herz-Kreislauf-Aktivitäten. Studien zeigen, dass Herz-Kreislauf-Übungen helfen können, Entzündungen im Körper entgegenzuwirken - ein wichtiges Merkmal, wenn Sie schmerzhafte, geschwollene Hämorrhoidalvenen um den Anus und das Rektum haben. Darüber hinaus lösen kardiovaskuläre Aktivitäten die Freisetzung von "Wohlfühl-Neurotransmittern" aus, die als Endorphine bezeichnet werden und den Körper dazu anhalten, Schmerzen zu lindern und Stress abzubauen. Gehen Sie wandern, schwimmen, tanzen oder rennen - alles, damit Ihr Blut fließt und auch die Endorphine fließen.

Achten Sie auch auf Übungen, die Ihre Muskeln kräftigen und stärken. Yoga ist eine beliebte Wahl, nicht nur für die körperliche Gesundheit, sondern auch für die mentale Entspannung, die mit der Yoga-Praxis verbunden ist. Da Hämorrhoiden eine Belastung für Ihre psychische Gesundheit, sowie Ihre körperliche Gesundheit darstellen (schließlich gibt es soziale und emotionale Auswirkungen des Lebens mit Hämorrhoiden), ist es besonders wichtig, eine Übungs-Routine, die eine positive Sicht auf das Leben fördert, zu finden. Achten Sie darauf, regelmäßig Sport zu treiben.

Welche Sportarten Sie mit Hämorrhoiden nicht ausüben sollten

Vermeiden Sie Aktivitäten, die Ihre Muskeln in Rücken und Bauch stark belasten. Gewichtheben kann besonders mühsam sein, da die Spannung Hämorrhoiden anschwellen lassen kann.

Mit welchen Übungen Sie auch trainieren, achten Sie besonders auf Ihren Körper und vermeiden Sie Aktivitäten, die Ihnen Schmerzen bereiten. Einige Menschen mit Hämorrhoiden kämpfen regelrecht mit sitzenden Aktivitäten wie Spinning und Rudern, da sie den Druck auf eine bereits wunde Stelle des Körpers erhöhen.

Vergessen Sie auch nicht Ihre Wasserflasche, wenn Sie im Fitnessstudio schwitzen. Wasser ist entscheidend für die Verhinderung von Verstopfungen, die dann zu neuen Hämorrhoiden führen, oder bestehende Hämorrhoiden verschlechtern können.

Denken Sie daran: Wenn Ihre Trainingsroutine Ihnen Schmerzen verursacht, hören Sie auf. Es gibt unzählige Möglichkeiten, um Kalorien zu verbrennen und Muskeln aufzubauen, die Sie nicht auf verkehrte Weise trainieren lassen. Finden Sie für sich heraus, wie Sie eine gesunde Trainingsroutine beginnen und aufrechterhalten können, die zu Ihren Hämorrhoiden-Symptomen und Fitnesszielen passt. Anregungen dazu finden Sie unter dem Punkt: Trainingsarten für Hämorrhoiden.

Kann Stress Hämorrhoiden verursachen?

Hämorrhoiden sind eine häufige anorektale Erkrankung. Wir modernen Menschen erleben viel Lebens- und Arbeitsdruck und dieser Druck kann eine Menge emotionaler Krankheiten und körperlicher Beschwerden verursachen. Gehören Hämorrhoiden auch zu dieser Zivilisationskrankheit? Hat nicht jeder schon einmal körperliche Reaktionen in Bezug auf Stress gehabt? Zu dieser Fragestellung gibt es drei Hauptaspekte, denen wir im Folgenden einmal auf den Grund gehen werden.

- **Langzeitstress kann den Appetit beeinflussen**

In vielen Fällen essen Menschen mit hohem Stressaufkommen sehr große Mahlzeiten um Stress abzubauen; sie neigen dann zum Überessen. Zu viel zu essen erhöht die Verdauungslast des Darms. Über einen langfristigen Zeitraum wird es zu Darmfunktionsstörungen und verlangsamtem Stuhl führen. Dadurch wiederum werden lokale Verstopfungen und Blutrückflussstörung verursacht. Zudem erhöht es den intravenösen Druck in Hämorrhoiden. Dadurch verringert sich der Widerstand der Venenwände und es kann zu einem Anstieg der Hämorrhoiden kommen.

- **Stress ist leicht zu ignorieren.**

Zeitdruck versetzt die Menschen oft in einen Zustand der Anspannung und zunehmender psychischer Angst. Im Laufe der Zeit wird diese Anspannung zu einer gewöhnlichen Verstopfung führen. Verstopfung ist ein Schlüsselfaktor, der das Auftreten von Hämorrhoiden induziert.

- **Stress wirkt sich auf die Arbeitszeit aus**

Der meiste Druck kommt von der Arbeit. Um gut zu arbeiten, haben viele Menschen viele schlaflose Nächte verbracht. Sie versetzen sich Tag und Nacht in die Arbeit. Dies verlängert definitiv die Steh- oder Sitzzeit während der Arbeit. Das perianale Blut fließt verlangsamt zum Herzen. Dadurch kann das Blut leicht in den Venen am Anus verbleiben und Hämorrhoiden bilden.

Zusammenfassung

Offensichtlich ist die Frage "Kann Stress Hämorrhoiden verursachen?" klar gelöst. Hier haben wir die Antwort „ja“ auf die Frage bewiesen. Menschen mit langfristigem Stress sollten beim Auftreten von Hämorrhoiden vorsichtig sein. Menschen, die unter einem täglichen großen Druck leiden, sollten dringend eine Vielzahl von Stressfaktoren eliminieren. Darüber hinaus ist eine regelmäßige, gesunde Ernährung, eine gute Arbeit, ausreichend Ruhe und regelmäßiger Stuhlgang wichtig für sie.

Sobald sich Symptome wie Blut im Stuhl, Schmerzen, Prolaps und weitere zeigen, sollten Sie umgehend einen Arzt aufsuchen, um professionelle Hilfe zu bekommen. Auf diese Weise wird unnötiger Schaden vermieden. Wenn Blut im Stuhl vorhanden ist, kann dies eine Anämie verursachen. Darüber hinaus kann Verstopfung chronische Enteritis, Analfissuren, Analfisteln, etc. verursachen. Frauen können zudem leicht an schmerzhaften Ekzemen und gynäkologischen Erkrankungen leiden.

Viele Menschen haben Angst vor einer Hämorrhoiden-Behandlung da sie eine schmerzhafte Behandlung fürchten und leider oftmals gar nicht eine eventuelle Dringlichkeit in Betracht ziehen. Man ignoriert das Thema. Die aktuelle Hämorrhoiden-Behandlung ist sehr fortgeschritten und minimalinvasiv mit einer schnellen Genesung.

Experten rufen immer wieder dazu auf, dass sobald sie verwandte Symptome von Hämorrhoiden erkennen, eine möglichst frühe Diagnose und Behandlung notwendig ist. Stress kann Hämorrhoiden verursachen. Mit ein paar kleine Veränderungen von Arbeits- und Lebensstil kann hier bereits Vorschub geleistet werden. Sprechen Sie mit Ihrem Umfeld über Ihre Hämorrhoiden. Es wird Ihre Lebensumstände vereinfachen und denken Sie daran-Sie sind nicht alleine.

Mit Hämorrhoiden leben

Arbeit & Beruf

Es ist schwierig und nervenaufreibend, täglich mit Hämorrhoiden umzugehen. Mehr noch, wenn Sie im Büro oder am Arbeitsplatz sind und versuchen, Ihren Tag produktiv zu gestalten. Hier sind ein paar Tipps und Ideen, die diese Situation ein wenig besser machen könnten!

Duschen und vor der Arbeit intensiv trocknen

Beginnen Sie den Arbeitstag mit einer gründlichen Dusche, die sich auf die allgemeine Sauberkeit des Körpers konzentriert. Gründliches Einseifen des Körpers mit parfümfreier Seife hilft im Kampf gegen Hämorrhoiden. Versuchen Sie, nach dem Aufstehen den Haushalt zu erledigen, bevor Sie duschen. Auf diese Weise können Sie den Tag frisch und sauber beginnen, die entzündeten Stellen pflegen, sich anziehen und zur Arbeit gehen. Dies gibt Ihnen nicht nur ein gutes Gefühl, sondern auch einen frischen Start in den Tag, sauber und gut vorbereitet.

Gut gepolsterter Stuhl

Wenn Sie Ihren Tag an einem Schreibtisch verbringen, ist ein gut gepolsterter Stuhl unerlässlich, um den Stress und Druck zu reduzieren, der auf Ihre untere Region ausgeübt wird. Dieser Druck kann Belastungen und Unannehmlichkeiten für Sie verursachen und wird Sie den ganzen Tag über aufgeregt und unbehaglich erscheinen lassen. Überprüfen Sie, dass Sie den besten verfügbaren Stuhl haben und stellen Sie sicher, dass er Ihren Bedürfnissen entspricht. Wenn nicht, überlegen Sie sich, einen Stuhl zu finden, der bequem ist, oder lesen Sie weiter und folgen Sie unserem nächsten Tipp.

Bringen Sie eine Decke oder einen Überwurf mit

Einen leichten Überwurf oder eine Decke mitzubringen, ist eine perfekte Weise, bestimmte Punkte auf Ihrem Stuhl abzufedern, wenn Sie sich mit einem unbequemen Stuhl oder unangenehmen Schmerzen abfinden müssen. Ein Donut oder ein Ring um die Außenseite des Kissens kann helfen, diesen Schmerz zu lindern. Es ist auch angenehm, auf einer gefalteten Decke zu sitzen, die leicht unter dem Deckmantel der „Warmhaltung" verwendet werden kann.

Feuchttücher

Feuchttücher sind ein großartiger Weg, um Ihre gereizten Bereiche schonend zu reinigen und zu pflegen. Ja, wir wissen, dass es vielen unangenehm ist, ein Päckchen oder ein Köfferchen mit ins Bad zu nehmen, aber Ihre Gesundheit und Ihr Wohlbefinden sollten immer an erster Stelle stehen. Feuchttücher ermöglichen Ihnen, sich gründlich zu reinigen und können Ihre Hämorrhoiden abkühlen. Wenn Sie fertig sind, tupfen Sie den Bereich vorsichtig trocken (nicht wischen) oder lassen Sie ihn an der Luft trocknen, um Feuchtigkeit und Schmerzen zu verhindern. Sauberkeit ist ein wichtiger Faktor, um Ihre Hämorrhoiden in Schach zu halten.

Körperpuder

Die meisten Menschen verbinden Körperpuder mit Babys. Körperpuder oder Talkumpuder kann ein Lebensretter sein. Indem Sie Talkumpuder auf Ihre schmerzende Stelle auftragen, lassen Sie diese trocknen und sich zusammenziehen. Dies ist sehr hilfreich, um die Dauer der Hämorrhoiden zu verringern.

Wasserflaschen

Ein einfacher Weg, um eine Hämorrhoiden-Behandlung weniger schmerzhaft zu machen, ist sicherzustellen, dass Sie eine Wasserflasche mitnehmen, wo immer Sie sind. Hydration ist der Schlüssel in unserem täglichen Leben, aber viele erkennen nicht den zusätzlichen Nutzen von Trinkwasser. Es macht Ihren Stuhl weicher und erzeugt geschmeidigere Stuhlbewegungen, die Ihre gereizten Darm-Bereiche weniger belasten.

Sexualität

Sexualität und Hämorrhoiden schließen sich nicht aus. Sprechen Sie offen mit Ihrem Partner darüber. Überdenken Sie Ihr Verhältnis zueinander. Wie offen sind Sie tatsächlich und kann Ihr Partner damit umgehen? Will er so etwas überhaupt wissen?

Wenn man Sexualität miteinander teilt, dann gehört dieses Thema dazu. Erklären Sie die Umstände, denen Sie unterliegen, dass es nicht ansteckend ist und dass Hämorrhoiden pflegeintensiv und schmerzhaft sind. Sagen Sie aber auch, dass sie schnell wieder verheilen.

Eine Analpenetration sollte zumindest vorübergehend vernachlässigt werden, da sie nur zusätzlich die Hämorrhoiden reizt.

Den Bereich um den Anus sollten Sie stets trocken halten und eventuelle Körperflüssigkeiten vorsichtig mit einem Feuchttuch abtupfen. Nehmen Sie sich hierfür die Ruhe und Zeit, die Sie benötigen.

Hämorrhoiden-Mythen

Die meisten Hämorrhoiden-Mythen sind einfach nicht war, aber es gibt auch Mythen, die stimmen. Nichtsdestotrotz kursieren gerade die unrichtigen Mythen (hinter vorgehaltener Hand) noch immer.

- **Vom Sitzen auf kalten Flächen bekommt man Hämorrhoiden:** Das Sitzen auf kaltem Boden oder anderen kalten Oberflächen verursacht keine Hämorrhoiden. Die Kälte kann sogar geschwollenes Gewebe schrumpfen lassen.
- **Von scharfem Essen bekommt man Hämorrhoiden**: Scharfes Essen könnte Sodbrennen verursachen aber es wird keine Hämorrhoiden auslösen.
- **Von Hämorrhoiden bekommt man Krebs:** Hämorrhoiden führen nicht zu Krebs, obwohl Krebspatienten anfällig dafür sind, sie zu bekommen.
- **Hämorrhoiden und Sex:** Analsex verursacht keine Hämorrhoiden, kann aber bestehende reizen.

Schlusswort

Hämorrhoiden sind ein häufiges Vorkommnis bei Menschen ab dem 35. Lebensjahr und können bei Frauen auftreten, wenn sie schwanger sind. Sie bilden sich, wenn die Venen in Ihrem Rektum zu viel Druck ausüben. Die meisten Menschen sprechen nicht über die Tatsache, dass sie Hämorrhoiden haben. Weder mit Ihrem Partner, noch mit ihrem Arzt.

Wenn Sie von Hämorrhoiden betroffen sind, ist eines der besten Dinge, die Sie tun können, eine Menge Nüsse zu essen. Nüsse geben Ihrem Körper die Nährstoffe, die er für natürliche Prozesse benötigt, damit Sie im Laufe des Tages mehr flüssigen Stuhlgang haben.

Um sich noch besser zu fühlen während des Tages und Ihre Hämorrhoiden zu reduzieren, versuchen Sie Acai-Beeren in Ihre Ernährung zu integrieren. Diese Beeren sind sehr reich an Antioxidantien und können helfen, die Giftstoffe in Ihrem Körper abzubauen. Dies wird helfen, Ihre Hämorrhoiden verschwinden zu lassen und steigert Ihren Wohlfühlfaktor.

Hausmittel für Hämorrhoiden sollten in Betracht gezogen werden, bevor Sie Geld für teurere Behandlungsmöglichkeiten ausgeben. Sich im Sitzbad zu entspannen, bietet etwas Erleichterung. Versuchen Sie, eine gute Menge an Ballaststoffen zu essen und trinken Sie jeden Tag viel Wasser. Dies wird verhindern, dass Sie sich während des Stuhlgangs anstrengen müssen.

Wenn alternative Behandlungen nicht funktionieren, versuchen Sie, die Beschwerden von Hämorrhoiden mit Kräutern zu lindern. Vielleicht sollten Sie auch ein wenig Gewicht verlieren. Hämorrhoiden sind am häufigsten bei Menschen, die übergewichtig sind, so kann ein paar Pfunde den Unterschied ausmachen. 10 bis 15 Minuten Übung in Ihrem Alltag Routine ist ein einfacher Weg, um Gewicht zu verlieren und jedes schmerzhafte Hämorrhoiden Problem in Schach zu halten.

Hämorrhoiden sind ein häufiges Leiden, besonders wenn Situationen bestimmte Bereiche des Körpers belasten. Hämorrhoiden treten auf, wenn der Druck auf den Anus ansteigt. Durch die Verwendung der oben genannten Vorschläge können Sie Wege entwickeln, um Hämorrhoiden vorzubeugen und sie zu behandeln, wenn sie auftreten.

Wenn Sie aktuell oder immer einmal wieder an Hämorrhoiden leiden, finden Sie in diesem Ratgeber vollumfängliche Unterstützung. Vielleicht nutzen Sie die Chance, die Regeln zu brechen und offen über Ihre Hämorrhoiden-Behandlung zu sprechen. Es sind mehr Menschen davon betroffen, als Sie denken. Alles Wissenswerte rund um Hämorrhoiden und wie Sie sie dauerhaft und einfach loswerden, geben wir Ihnen mit diesem Ratgeber an die Hand.

Wir wünschen Ihnen eine gute Gesundheit!

Rechtliches und Impressum

Haftungsausschluss

Der Inhalt dieses E-Books wurde mit großer Sorgfalt geprüft und erstellt. Für die Vollständigkeit, Richtigkeit und Aktualität der Inhalte kann jedoch keine Garantie oder Gewähr übernommen werden. Der Inhalt dieses E-Books repräsentiert die persönliche Erfahrung und Meinung des Autors und dient nur dem Unterhaltungszweck. Der Inhalt sollte nicht mit medizinischer Hilfe verwechselt werden. Es wird keine juristische Verantwortung oder Haftung für Schäden übernommen, die durch kontraproduktive Ausübung oder durch Fehler des Lesers entstehen. Es kann auch keine Garantie für Erfolg übernommen werden. Der Autor übernimmt daher keine Verantwortung für das Nicht-Erreichen der im Buch beschriebenen Ziele.

Impressum:

12379295R00026

Printed in Germany
by Amazon Distribution
GmbH, Leipzig